OBSERVATIONS

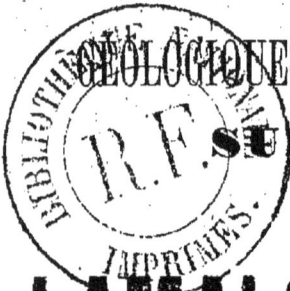

GÉOLOGIQUES, CHIMIQUES ET MÉDICALES

SUR LES EAUX

DE

LAMALOU-LE-CENTRE

(Hérault)

EXTRAITES DES TRAVAUX

De M. le Dr **Moitessier**, doyen de la Faculté de médecine de Montpellier, professeur de physique; — de M. le Dr **O. Henry**, chimiste de la Faculté de médecine de Paris; — de M. le Pr **Béchamp**, de la Faculté de médecine de Lille; — de M. de **Girard**, professeur agrégé à la Faculté de médecine de Montpellier; — de M. **Willm**, professeur agrégé de la Faculté de médecine de Paris; — de M. le Dr **Sabatier**, de Bédarieux; — de M. le Dr **Boissier**, de Montpellier; — de M. le Dr **Coste**, de Montpellier; — de M. le Dr **Belugou**, de Montpellier; — de M. le Dr **Picart**, de Paris; — de M. le Dr **Jamain**, chirurgien des hôpitaux de Paris; — de M. le Dr **Sordet**, ancien médecin consultant à Lamalou; — de M. le Dr **Péréal**, médecin en chef de l'Hôtel-Dieu de Béziers; — de M. le Dr **Cosson**, membre de l'Institut, ex-président de la Société botanique de France; — de M. le Dr **Milhau**, du Poujol; — de M. le Dr **Lacroix**, de Béziers; — de M. le Dr **Andrieux**, de Paris; — de M. le Dr **Cros**, de Bédarieux; — de M. le Dr **Courty**, de la Faculté de médecine de de Montpellier.

LILLE,

IMPRIMERIE L. DANEL.

1880.

DÉCOUVERTE DE LA SOURCE DES BAINS

de LAMALOU-LE-CENTRE (Hérault).

Nous soussignés, Fred. Ferret, maire de la commune, Delmas et Bertrand, conseillers municipaux, déclarons et attestons que le sieur Denis, de Lortis, âgé de 70 ans, perclus de douleurs qui le privaient de l'usage de ses membres, se faisait descendre dans un trou où il avait remarqué la source de Lamalou-le-Centre, et qu'après y avoir pris une trentaine de bains, il fut entièrement guéri, jeta ses béquilles et marcha comme avant sa paralysie, aux yeux de tout le public.

Lamalou, 23 juillet 1857.

Signé, Fred. FERRET, maire, DELMAS et BERTRAND, adjoints.

Ecole de Sorrèze, le 29 novembre 1862.

Les quatre religieux atteints de gastralgie qui ont usé des Eaux de Lamalou-du-Centre (sources Bourges), en ont éprouvé un bien-être radical ; l'un d'eux menacé de phthisie, avec dépérissement quotidien, s'est vu tout-à-fait revivre et jouit actuellement d'une bonne santé. Le Révérend Père prieur me charge de vous en marquer toute sa satisfaction, et en mon particulier je me félicite du bien qui en résulte.

Agréez, Monsieur, etc.

P. RUBIS.

Vous pouvez littéralement publier cette lettre.

De notre monastère des Carmélites de Nîmes,
7 septembre 1862.

Monsieur, nous avons reçu et fait boire à nos chères malades les Eaux minérales que vous nous avez envoyées. Elles ont produit les plus grands effets. Notre bonne et vénérable Mère Saint-Roch, qui depuis trois ans était dans un état pitoyable, abandonnée des médecins, ne pouvant rien digérer, mange depuis cinq mois et digère parfaitement. Est-ce du merveilleux ? On ne pourrait le croire sans l'avoir vu.

Si vous pensez que ce témoignage puisse être utile, vous pouvez en user.

Sœur Marie PHILOMÈNE, Carmélite.

OBSERVATIONS GÉOLOGIQUES, CHIMIQUES & MÉDICALES

Sur les Eaux

DE LAMALOU-LE-CENTRE.

———— ·›‹❈›‹· ————

I. — PARTIE GÉOLOGIQUE ET CHIMIQUE

(Extrait de l'ouvrage de M. le professeur **Moitessier**, doyen de la Faculté de médecine de Montpellier).

La constitution géologique du vallon de Lamalou est très simple et très nette ; le bas-fond de la vallée est formé par des schistes talqueux appartenant aux terrains de transition et supportant partout des marnes irisées des terrains secondaires inférieurs. A Lamalou-le-Bas, par exemple, on ne voit guère que des marnes irisées ; mais, en s'avançant vers le nord, on ne tarde pas à les trouver, à Lamalou-le-Centre, au contact des schistes, et le rapport devient encore plus évident à Lamalou-le-Haut. Ces marnes irisées s'étendent, à l'ouest, à une grande distance, et vont retrouver les pics du Carroux et de l'Espinouse ; au nord, elles vont rejoindre les terrains houillers de St-Gervais ; à l'est, elles sont immédiatement recouvertes par le calcaire jurassique qui se développe vers Bédarieux.

Là ne se bornent pas les richesses minéralogiques du pays ; d'abondantes mines de cuivre existent à une petite distance de Lamalou : celles de St-Gervais fournissent des chalcopyrites, celles de Neffiès du cuivre gris ; les mêmes minerais se trouvent aussi près d'Hérépian, à une petite distance de Lamalou, et l'on voit, dans un rayon de quelques kilomètres, plusieurs filons de manganèse, de fer sulfuré, de galène, etc., que l'on pourrait avangeusement exploiter. Enfin, les calcaires jurassiques qui se montrent vers la limite orientale de Lamalou contiennent de nombreux amas de dolomies et de serpentine, tandis que les marnes irisées offrent de riches gisements de gypse, de sulfate de baryte, etc.

La hauteur moyenne du baromètre est de 746 millimètres environ ; l'altitude de la vallée est de 170 mètres au-dessus du niveau de la mer.

Les nombreuses sources qui jaillissent dans le vallon de Lamalou sont remarquables par l'analogie que présente leur composition chimique. Les différences que l'on remarque sont même quelquefois si légères qu'on ne saurait douter d'une commune origine pour plusieurs d'entre elles.

La comparaison des analyses montre de la manière la plus évidente cette extrême analogie ; toutes contiennent en effet les mêmes substances.

L'arsenic existe dans toutes les sources de Lamalou. Nous pensons que la source de Lamalou-le-Centre est à cet égard un peu plus riche que les autres ; le fer est aussi un élément constant et il est toujours accompagné de traces de manganèse... Les carbonates alcalins présentent aussi dans leur quantité quelques oscillations; mais on voit toujours une proportion notable de potasse à côté de la soude. Quant aux sulfates et aux chlorures, ils ne s'y trouvent jamais qu'à de très petites doses, et c'est là le caractère assez remarquable de ces eaux minérales. Les acides borique et phosphorique existent dans toutes; la buvette Capus seule ne renferme pas de traces de phosphate. L'alumine, au contraire, est presque toujours absente, ou seulement en quantité infiniment petite; la proportion des carbonates de chaux et de magnésie présente une fixité remarquable et n'est sujette à aucune variation. Enfin, un fait que l'on doit considérer comme assez important et qui n'avait pas été signalé jusqu'ici, c'est la présence constante du cuivre; quoique cette substance n'entre que pour une quantité infiniment petite dans leur composition, l'excessive activité des combinaisons de cuivre sur l'économie doit faire tenir compte de leur existence dans l'application médicale des eaux minérales, et peut-être pourrait-on attribuer à leur action des effets que ne saurait expliquer la nature des autres principes. De nombreuses observations recueillies dans les trois établissements de Lamalou montrent l'efficacité incontestable de ces thermes dans le traitement de diverses formes de l'affection rhumatismale et des maladies nerveuses essentielles qui ne sont sous la dépendance d'aucune affection organique.

Par ces caractères physiques, la source des bains de *Lamalou-le-Centre* ressemble beaucoup à celle de Lamalou-le-Bas; elle diffère toutefois par la plus grande quantité de bulles gazeuses qu'elle laisse dégager et par sa température qui est au-dessous de 30°. Cette circonstance est la cause d'une différence dans les sensations que produisent les bains. En effet, on ne tarde pas à voir une quantité de bulles gazeuses s'appliquer sur la surface de la peau et donner lieu à un picotement et à une rubéfaction plus considérable que ne le font les autres sources de Lamalou.

La *Source Bourges* est captée avec le plus grand soin, de sorte qu'à son émergence elle n'a rien perdu de ses principes naturels. Un dôme en maçonnerie installé au-dessus de l'ouverture de la source s'oppose à toute perte de gaz et prévient ainsi toute altération de l'eau : la quantité d'acide carbonique qu'elle contient lui donne la propriété de se conserver sans décomposition, malgré la proportion assez élevée de fer qu'elle renferme. *Nous avons pu constater qu'après un séjour d'une année dans des bouteilles bien bouchées, cette eau avait conservé toute sa limpidité et n'avait subi aucune altération.*

(Extrait du rapport de la Commission des eaux minérales de l'Académie de médecine sur les eaux de Lamalou-le-Centre.

« Au commencement de février 1848, M. le Ministre » du commerce consulta l'Académie de médecine sur les » propriétés et la composition chimique de la source dé- » couverte à Lamalou-le-Centre, pour l'exploitation de » laquelle une demande d'autorisation avait été faite.

» M. O. Henry, chimiste de l'Académie, à qui la Com- » mission déféra ce travail, après l'attentif contrôle de » l'analyse faite sur les lieux par les chimistes de l'Hé-

» rault, se plut à reconnaître que les opérations auxquelles
» ils s'étaient livrés avaient dû les conduire aux résultats
» annoncés par eux, et même cette analyse lui parut si
» exacte et si méthodique, qu'il la prit pour guide dans
» son propre travail dans le laboratoire de l'Académie. Il
» résulta de cette analyse que l'eau de Lamalou-le-Centre
» est une eau ferrugineuse, alcaline, carbonatée, sensible-
» ment arsenicale. Voici de quels éléments M. O. Henry a
» trouvé cette eau composée et dans quelle proportion il en
» a constaté la présence dans un litre d'eau :

» Acide carbonique libre, à Paris.......	1/2 volume.
» Azote	quantité indéterminée.
» Bicarbonate de chaux et de magnésie	0,678
» — de soude avec trace de potasse...	0,420
» — de fer avec crénate et apocrénate.	0,031
» Sulfate de soude et de chaux, ensemble....	0,065
» Chlorure de sodium..................	0,010 1/2
» Silice et silicate d'alumine, manganèse	
» Principe phosphaté, phosphate d'alumine	0,025
	————
	1,229 1/2

» Un gramme 229^{mm} 1/2 de principe salin par litre
» d'eau, c'est peu pour la chimie, qui mesure et pèse ;
» mais cela est beaucoup pour les organes vivants et
» susceptibles, s'ils en reçoivent avec opportunité le contact
» et l'action. L'autre source de Lamalou est composée de
» principes analogues par leur nature ; elle en renferme des
» quantités encore moindres ; il est donc permis de croire
» que celle-ci ne lui est pas inférieure en vertu. Il faut,

» d'ailleurs remarquer que le principe arsenical a paru
» plus abondant dans le résidu ainsi que dans le dépôt
» ocracé, puisque MM. Audouard, Bernard et Fraisse, si
» compétents pour une telle analyse, n'ont pas craint
» d'évaluer la quantité de l'arsenic à 20 parties sur 100,000.
» Or, Fowler et Pearson par leurs formules consacrées,
» MM. Bier et Boudin par leurs expériences, par leur
» pratique, nous ont appris quel puissant effet produit
» l'arsenic, même à de très petites doses. En résumé
» *l'abondance des eaux, leur thermalité bien avérée, leur*
» *nature ferrugineuse et bicarbonatée*, sont les motifs qui
» persuadent la Commission des eaux minérales qu'il y a
» lieu d'autoriser l'exploitation de cette source, laquelle
» paraît destinée à accroître les richesses hydrologiques de
» l'Hérault.

» Lu et adopté, en séance publique, le 27 octobre 1848.

» Le secrétaire perpétuel,

» Signé : DUBOIS.

» Vu le rapport ci-dessus, l'exploitation de cette source
» est autorisée, en se conformant aux obligations et aux
» règlements relatifs aux eaux minérales.

» Le Ministre de l'Agriculture et du Commerce,

» Signé : THOUREL. »

(Extrait du *Journal de pharmacie et de chimie*, du 1er janvier 1879.
Nouvelle source de Lamalou-le-Centre, analysée par M. le professeur Béchamp).

« Lamalou-le-Centre possédait, il y a deux ans, trois
» sources particulières connues sous le nom de *Sources*

» *Capus*, *Source Bourges* et *Source des Bains*, les deux
» premières utilisées uniquement pour la boisson.

» Au mois de mai 1877., une quatrième source a été
» trouvée à peu de distance de cet établissement et est ainsi
» venue en augmenter la richesse hydrologique. Le forage
» qui lui a donné naissance a été pratiqué à 150 mètres
» environ des anciennes sources. La nouvelle source fournit
» 300 litres d'eau par minute.

» L'eau de cette source est parfaitement limpide, pétil-
» lante et très gazeuse ; elle conserve sa limpidité et
» son gaz, quand elle est mise en bouteille, et peut être trans-
» portée. Nous possédons à Lille des bouteilles puisées
» depuis longtemps ; les qualités sapides de l'eau et sa
» composition n'ont pas changé.

» Les gaz et l'acide carbonique total ont été dosés à
» la source même par M. de Girard, professeur agrégé à
» la Faculté de Montpellier. »

On a procédé par les méthodes connues à la détermi-
nation des acides, des bases, du cuivre, du manganèse
et de l'arsenic. La *lithine* était un élément très important
à découvrir, à cause des propriétés thérapeutiques *des sels
de lithine*. Il est à remarquer que *cette source en contient plus
que toutes celles qui émergent dans le vallon de Lamalou*. En
effet, dans les analyses de toutes les autres sources, *la lithine
n'est jamais mentionnée qu'à l'état de traces*.

Les éléments qui composent l'eau de la nouvelle source
de Lamalou-le-Centre sont les suivants, les nombres étant
rapportés à 1,000 grammes d'eau minérale :

*Composition élémentaire de la source, rapportée
à 1,000 grammes d'eau.*

Bicarbonate de soude............................	0,0252
— lithine...........................	0,0040
— magnésie.........................	0,1827
— chaux	0,2313
Sulfate de potasse..............................	0,0203
— de soude.................................	0,0598
Chlorure de sodium...........................	0,0352
Peroxide de fer et alumine.....................	0,0310
Acide silicique.................................	0,0360
— phosphorique, manganèse, cuivre..........	traces
— carbonique libre	1,46
Oxigène.......................................	0,30
Azote...	0,99

En 1878, une cinquième source, découverte à Lamalou-le-Centre, est venue encore doter cette station thermale d'un élément de plus.

L'analyse en a été faite, par ordre ministériel, par M. le docteur Willm, professeur agrégé à la Faculté de médecine de Paris, chef des travaux chimiques de l'Académie.

*Composition élémentaire par litre d'eau de la source Marie
et de la source Bourges de Lamalou-le-Centre.*

	Source Bourges	Source Marie
Acide carbonique total...............	1 g.5336	2 g.2100
— combiné	0 3707	0 4400

Acide carbonique libre	1	1629	1	7700
Arsenic (milligrammes).........	0	0001	0	0000.6
Silice	0	0284	0	0308
Oxyde ferrique..............	0	0072	0	0054
— manganèse	traces		traces	
Calcium avec trace de strontium.	0	0801	0	1299
Magnésium.................	0	0241	0	0368
Acide carbonique (Co^2).......	0	2528	0	4000
— arsénique (ASo^4).......	0	0002	0	0001
— phosphorique (Pho^4)	0	0008	traces	
— sulfurique (So^4)........	0	0301	0	0287
Chlore.....................	0	0102	0	0170
Sodium....................	0	0536	0	0886
Potassium..................	0	0321	0	0390
Lithine	0	0001.3	0	0001.7
Cuivre.....................	traces		traces	
Acide borique..............	douteux		douteux	
Matière organique...........	non déterminée			
Total	0	5197.3	0	7664.7
Résidu obtenu	0	5106	0	7607

II. — PARTIE MÉDICALE

(Extrait du mémoire de M. le docteur **Sabatier,** ancien médecin inspecteur.)

Les eaux de Lamalou-le-Centre sont en grande partie, par leur composition chimique, semblables à celles des deux autres établissements que l'on rencontre dans la vallée. Mais elles renferment des principes particuliers qui les rendent applicables aussi dans d'autres affections ; l'arsenic, par exemple, qui se trouve en assez grande quantité, indique *à priori* ce que l'expérience nous a démontré, que ces eaux pouvaient être utilisées dans les maladies de la peau, et principalement dans les formes squameuses (psoriasis), *ichthyose,* ou papuleuse invétérées *(lichen prurigo),* etc. Leur température, un peu moins élevée que celle des autres établissements, semble aussi les recommander d'une manière particulière dans les *rhumatismes nerveux.* La plupart des *maladies nerveuses*, qu'elles soient essentielles ou bien, comme cela arrive si souvent, qu'elles se trouvent sous la dépendance d'un état chlorotique, sont avantageusement combattues par ces eaux ; prises en bains et en boisson. Administrées sous cette dernière forme, nous leur voyons produire des effets vraiment merveilleux dans la plupart des *maladies des voies urinaires*, dans les *néphrites chroniques,* et notamment dans les vieux *catharrhes de la vessie.*

C'est ainsi que dernièrement nous l'avons administrée dans un cas *d'albuminurie* presque désespéré (les urines étaient rares et rouges ; elles contenaient une forte proportion de sang). Sous l'influence de cette eau prise en boisson à la dose d'un litre par jour, nous avons vu d'abord les urines augmenter de quantité, contenir moins d'albumine, l'œdème diminuer, et l'amélioration, qui nous avait d'abord paru passagère, se prononcer d'une manière plus dessinée ; et cette maladie, que nous avions dès le début considérée comme au-dessus de nos ressources, s'est terminée par un rétablissement complet.

Néphrite chronique. — M. P..., d'une constitution lymphatique, éprouve depuis plus de dix ans des douleurs dans les reins et les lombes, avec envies fréquente d'uriner (il urine trente à quarante fois par jour); la vessie se vide incomplètement, les urines sont purulentes et, depuis quelque temps, les fonctions digestives sont dérangées. Le malade a beaucoup maigri et il n'est pas sans inquiétude sur l'issue de sa maladie. La vessie, examinée à la sonde, nous présente un épaississement notable sur ses parois, que l'on apprécie facilement en introduisant un doigt dans le rectum; elle ne contient pas de calcul. L'urine que la sonde amène exhale une odeur fortement ammoniacale; les reins ne nous paraissent pas non plus étrangers à la maladie, et la douleur que le malade éprouve, lorsqu'on exerce une pression un peu forte sur la région qu'ils occupent, nous porte à penser qu'ils sont atteints d'une néphrite chronique. Quelques bains, et surtout l'eau en boisson à la dose de deux verres d'abord, puis quatre, et enfin six verres par jour, amenèrent chez le malade une amélioration étonnante : les urines redevinrent limpides ; les envies d'uriner, moins fréquentes d'abord ne tardèrent pas à devenir normales ; l'appétit reparut, les douleurs cessèrent, et le malade retourna chez lui rétabli.

Dans certains cas de *diarrhée chronique*, liés soit à une inflammation simple du gros intestin, soit plutôt à des ulcérations avec ramollissement de cette partie du tube intestinal, lorsque l'état aigu est tombé et que les astringents sont indiqués, l'eau en boisson nous a paru d'une grande efficacité.

Je me suis encore très bien trouvé de l'usage de cette eau en boisson dans certaines *dyspepsies* liées à un état de chlorose, soit même à une *maladie de foie* encore à son début.

Chlorose, anémie, serofules, affections nerveuses. — Les eaux de Lamalou-le-Centre contenant une grande proportion de fer, les personnes chlorotiques doivent éprouver un grand soulagement de leur usage, et c'est ce que l'expérience nous a surabondamment prouvé. Sous l'influence de cette eau prise en bains et en boisson, les règles apparaissent ou se régularisent, et tous les accidents nerveux auxquels sont en proie les chlorotiques, tels que gastralgie, palpitations de cœur, névralgies diverses, ne tardent pas à disparaître. La dysménorrhée nerveuse ou liée, comme cela arrive souvent, à la chlorose, est avantageusement modifiée par les bains. Nous pourrions en citer de nombreux exemples ; nous nous contenterons de rapporter les suivants :

Mlle A.., de Vias, âgée de 18 ans, blonde, un peu lymphatique, éprouvait, à toutes les époques menstruelles, des douleurs atroces qui l'obligeaient à garder le lit, et qui nécessitaient des quarts de lavements fortement laudanisés pour devenir supportables. Cette demoiselle vint à Lamalou-le-Centre où elle trouva un remède à ses maux; 18 bains et quelques douches le long du rachis et sur le bassin amenèrent une amélioration telle, qu'elle vit revenir ses règles à Lamalou sans aucune douleur. Nous avons appris que cette amélioration avait persisté et qu'elle était entièrement débarrassée des douleurs qui venaient l'assaillir à chaque époque.

Une jeune dame de nos connaissances, M. A...., qui se trouvait dans le même cas que Mᵉ V.., a obtenu, comme cette dernière, une grande amélioration qui se maintient depuis deux ans.

Enfin, il n'est pas jusqu'aux accidents nerveux qu'éprouvent habituellement les femmes atteintes de maladies utérines qui se trouvent avantageusement modifiés par leur emploi. La plupart des personnes en proie à des affections si tenaces et si rebelles éprouvent, par l'usage de nos eaux, dans leur état général, une amélioration telle, qu'elles se croient entièrement guéries de leur maladie ; du reste, leur état local en ressent presque toujours une modification avantageuse, et qui, quoique n'étant pas toujours en rapport avec l'amélioration de l'état général, place néanmoins les malades dans des conditions excellentes pour qu'un traitement exclusivement dirigé contre la maladie utérine ait de grandes chances de succès.

Je ne terminerai pas ce chapitre sans parler des résultats avantageux que j'ai retirés de l'emploi des bains dans certaines affections nerveuses, soit essentielles, soit liées à un état de chlorose. La plupart de ces affections, qui revêtent la forme hystérique, s'observent chez les jeunes personnes chez lesquelles la fonction cataméniale ne s'accomplit pas d'une manière régulière ; presque toutes ont vu leur maladie s'améliorer.

Je ne puis résister au désir de citer tout au long l'observation d'une jeune personne qui, s'étant rendue, sur mes instances, à Lamalou-le-Centre, en a obtenu une guérison qui ne s'est pas démentie :

Mlle J. H..., d'un village voisin de Bédarieux, d'une constitution lymphatique et nerveuse, est sujette depuis plusieurs années à des attaques d'hystérie convulsive qui reviennent très fréquemment, car elle en éprouve plusieurs fois par semaine ; ces attaques sont caractérisées par la boule hystérique, un sentiment de strangulation à la gorge, des cris et des secousses convulsives dans les membres; ses attaques se prolongeaient quelquefois plusieurs heures. Une foule de moyens avaient été, sans aucun succès, dirigés contre elle : la *valériane, les pilules de Méglin* étaient sans résultats: elle vint alors prendre les bains de Lamalou-le-Centre : 20 bains et 8 douches amenèrent une amélioration telle, que depuis plus de trois mois elle n'a éprouvé aucune attaque.

(Extrait du *Traité pratique des maladies de l'utérus*,
par M. le professeur **Courty**.)

Les eaux ferrugineuses de Lamalou sont aussi fréquemment employées avec succès (dans les AFFECTIONS DE L'UTÉRUS), parce qu'elles répondent à des indications capitales. La quantité considérable d'acide carbonique qu'elles renferment détermine sur la peau une hyperesthésie passagère, qui est suivie souvent, par l'effet révulsif qui se produit ainsi ou par suite l'absorption de l'acide carbonique, d'une sédation marquée du système nerveux. Quand on ne peut pas aller à la source boire et se baigner, on peut encore bénéficier chez soi de leur efficacité. On fait très avantageusement usage aux repas de l'eau de Lamalou-le-Centre, qui ne s'altère pas par le transport.

Note de M. le docteur Belugon sur les eaux de Lamalou-le-Centre.

L'heureuse influence des bains et buvettes de Lamalou-le-Centre dans l'*anémie*, la *chlorose*, la *diathèse lymphatique*, est devenue de notoriété publique ; les eaux bicarbonatées sodiques si abondamment ferrugineuses, si riches en acide carbonique de cet établissement sont fréquemment employées dans ces affections si communes, où elles ont obtenu et où elles obtiennent chaque jour les plus beaux succès. Même effet favorable pour la *dyspepsie* et les *affections chroniques de l'estomac*.

Le *nervosisme*, cet état protéiforme qui s'attaque à toutes les grandes fonctions de l'économie et qui les trouble

plus ou moins profondément, subit les plus heureuses modi-
fications à Lamalou-le-Centre. Le traitement thermal, aidé
de l'hydrothérapie, est considéré par un grand nombre de
praticiens comme un moyen héroïque, sous l'influence
duquel j'ai vu, dans des cas où on avait inutilement mis en
usage l'arsenal thérapeutique des antispasmodiques et des
toniques les plus variés, l'état général se modifier rapidement et les douleurs disparaître.

Une autre affection pour laquelle une saison à Lamalou-
le-Centre m'a paru donner des résultats inespérés est
l'*entérite chronique*. J'ai vu fréquemment, après l'usage
des bains de cette station, des buvettes nombreuses qui
l'environnent et des manœuvres hydrothérapiques pour
lesquelles l'établissement est largement pourvu, disparaître
les diarrhées les plus rebelles et contre lesquelles s'étaient
trouvées impuissantes les ressources les mieux combinées
du régime et de la thérapeutique usuelle ; je n'excepte pas de
cette indication les *dysenteries chroniques* contractées dans
les pays chauds.

Enfin, cet établissement thermal et hydrothérapique
offre les ressources les plus précieuses pour traiter les
affections de l'utérus. Ses buvettes fortement reconstituantes,
digestives, ses bains sédatifs, ses appareils hydrothérapiques,
sont des moyens extrêmement favorables, quand il s'agit de
ramener aux conditions physiologiques les règles insuffi-
santes chez les femmes débiles, névropathiques, de régula-
riser l'établissement de la menstruation chez les jeunes
filles anémiques, lymphatiques, chlorotiques, ou d'aider

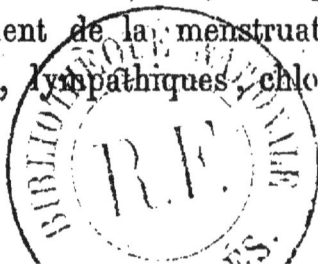

aussi favorablement que possible l'époque toujours critique de la ménopause. C'est surtout sur les manifestations symptomatiques générales qui accompagnent les affections de la matrice qu'une saison à Lamalou-le-Centre produit de rapides effets, et sous son influence on voit bientôt s'amender les phénomènes névropathiques (névralgies, hystérie, viscéralgies), l'asthénie, les troubles des fonctions digestives.

Pour combattre les phénomènes locaux, l'Établissement est muni d'une installation balnéothérapique spéciale.

Observations de M. le docteur Boissier sur les maladies traitées à Lamalou-le-Centre.

M. B., de Béziers, tempérament sanguin, lymphatique, forte constitution, âgé de cinquante-six ans, a été bien portant jusqu'à ces dernières années. En 1863, il fut pris d'une attaque de rhumatisme goutteux qui envahit les articulations du pied, de la cheville et du genou; celles des membres supérieurs furent aussi atteintes, mais légèrement. Il resta six semaines au lit, et sa convalescence se prolongea deux mois, malgré les traitements appropriés. L'année d'après, nouvelle crise à la fin de l'hiver, plus longue et plus intense que la précédente. Il était encore convalescent au mois de juin, quand il arriva à Lamalou; il présentait alors un engorgement articulaire très marqué aux tarses, aux articulations tibio-tarsiennes, aux genoux. A droite la maladie était plus intense qu'à gauche; il pouvait à peine faire quelques pas ou rester une minute sur ses jambes, les membres supérieurs étaient libres : affaiblissement général des forces, défaut d'appétit, état subural marqué, constipation. Ces divers symptômes diminuèrent peu à peu sous l'influence des *bains de Lamalou-le-Centre*, et de l'eau prise en boisson ; les articulations du genou plus légèrement atteintes que les autres, furent dégagées; celles des chevilles, devenues plus douloureuses et plus tenaces dans les premiers jours, ne tardèrent pas à se dégager et à permettre au malade de stationner et de marcher sans trop souffrir. La guérison parut complète vers le dix-huitième bain : les digestions étaient bonnes; l'état subural disparut ; les urines, qui n'avaient rien présenté de particulier qu'une coloration plus intense qu'à l'état normal, redevinrent limpides. L'hiver de 1866 et de 1867 se passa sans crise.

Autre observation de M. le docteur Boissier.

Chloro-anémie avec crises hystériques; guérison confirmée de trois aunées. — Mme S., de Marseille, âgée de vingt-six ans, d'un tempérament lymphatique nerveux, d'une faible constitution Mariée depuis trois ans, elle n'a jamais eu de grossesse. Dès les premiers mois de son mariage, il est survenu une dysménorrhée qui n'a fait qu'augmenter avec le temps, amenant de la chlorose, anémie et des accidents nerveux qui, d'abord aux époques menstruelles et depuis trois mois, n'ont pas laissé à la malade un seul jour de repos. Les traitements appliqués (férugineux, nervins) sont restés sans résultats; on lui a conseillé les bains de *Lamalou-le-Centre*, où elle arrive en juin 1865. Elle présente l'état suivant: affaiblissement général marqué, pâleur caractéristique de la peau et des muqueuses. L'examen de la poitrine ne recèle rien de particulier du côté des poumons; les bruits du cœur sont obscurs, affaiblis; les battements précipités; aucun bruit de souffle ni au cœur, ni aux grandes artères; le pouls est pétit, dépressible (85 à 90) de pulsations; rien dans la cavité abdominable; rien du côté de l'utérus, si ce n'est un léger degré d'engorgement; inappétence presque complète; digestion lente, pénible; constipation opiniâtre.

La malade, sous l'influence des causes les plus légères, est agitée plusieurs fois par jour par des crises nerveuses qui se manifestent tantôt sous la forme des spasmes organiques (sensation de la boule hystérique, battements désordonnés du cœur, dyspepsie, etc.), tous les symptômes finissent par une syncope quand l'attaque est forte, ou cessent en diminuant peu à peu si l'attaque est faible; d'autres fois, à ces spasmes organiques se joignent des mouvements involontaires qui commencent dans un membre et bientôt semblent envahir tout le corps, en s'accompagnant de sanglots, de cris ou d'éclats de rire. Dans les crises faibles, ces symptômes se calment peu à peu; dans les fortes, ils finissent par une syncope. 11 heures du matin et 9 heures du soir semblent être les heures privilégiées pour les grandes crises; les petites reviennent à différentes heures, trois et quatre fois par jour. Le sulfate de quinine n'a pu rompre cette sorte de périodicité des grandes crises; un bain court l'après-midi; le matin, un verre d'eau minérale ainsi qu'à table, telles sont les prescriptions qu'a suivies la malade dès le 8me bain. Les crises sont réduites à trois ou quatre par jour; au 15me bain, la malade n'a plus que la crise de 11 heures du matin et celle du soir, toutes les deux légères et n'arrivant pas à la syncope. L'état général est bien amélioré; il en est de même pour la digestion.

Après un mois de traitement, les menstrues se produisent, et à cette époque il n'y a plus qu'une seule crise par jour, vers 11 heures du matin. Dans les quinze jours qui suivent, la malade prend encore dix bains; les attaques hystériques ont tout-à-fait cessé; il ne reste plus que des spasmes insignifiants se produisant à peine une ou deux fois par semaine: les signes de l'anémie ont presque disparu; le pouls a une fréquence normale (72 pulsations), au lieu de 90. Cette amélioration est allée en s'accroissant, et la guérison est aujourd'hui confirmée depuis trois ans.

Observations de M. le docteur Coste.

Bibliothécaire de la Faculté de médecine de Montpellier.

Affections nerveuses, atonie, faiblesse générale — Madame X..., (du Gard), nous est adressée à Lamalou au mois de juillet 1868. Elle est âgée de vingt-six ans, d'un tempérament nerveux et d'une constitution frêle et délicate; la moindre émotion et la plus petite contrariété amènent chez elle des crises nombreuses très fortes, pendant lesquelles les extrémités se refroidissent, les lèvres sont cyanosées et les traits de la face considérablement altérés ; elle à toujours le ventre endolori, et la fonction cataméniale s'accompagne de vives douleurs qui produisent souvent des syncopes. Dans l'intervalle des menstrues qui, quoique régulières, sont très abondantes, il existe un écoulement leucorrhéique à peu près continu. Enfin les douleurs du ventre s'irradient dans la région des reins, qui sont, selon son expression, *trouillés*.

L'appétit, perverti, bizarre, manque le plus souvent ; les digestions sont laborieuses et déterminent parfois des crises nerveuses pareilles à celles que nous avons décrites plus haut. Depuis le commencement de la maladie, qui remonte à cinq ans, il existe une constipation des plus opiniâtres, que rien n'a pu faire cesser ; les forces sont considérablement déprimées, les tissus sont décolorés, Notre malade, d'une intelligence remarquable, est toujours inquiète, s'ennuie partout et se plaint de ne pouvoir trouver le sommeil. Les toniques, les ferrugineux, les antispasmotiques de toutes sortes, enfin une saison passée à Vals, n'ont pas rendu la santé à Mme X...

Le traitement qu'elle a suivi à Lamalou-le-Centre consiste en bains entiers, bains de siége à eau courante, douches vaginales, eaux minérales en boisson, etc. On comprend quelles précautions nous avons dû prendre pour que le traitement fût supporté ; sous l'influence de la médication précédente, la constipation a cessé,

l'appétit est revenu, les douleurs du ventre et de l'estomac ont di[s]
paru, les tissus se sont colorés, les digestions sont devenues plu[s]
faciles, les forces se sont accrues progressivement et notre malad[e]
après un séjour d'un mois à Lamalou-le-Centre, a pu retourne[r]
chez elle en parfaite santé.

Depuis cette époque, Mme X... nous a écrit plusieurs fois qu[e]
cette amélioration s'était maintenue et que les crises nerveus[es]
n'étaient plus revenues.

La source Bourges. — Nous l'avons appelée avec just[e]
raison sœur cadette de Capus. Lorsque la médication ferru[gi]
gineuse est indiquée, ces deux sources peuvent s'aide[r]
mutuellement. Avec une constitution affaiblie, débilitée[,]
l'estomac a besoin d'être ménagé et préparé à une médicatio[n]
fortement reconstituante; en pareil cas, il faut de tout[e]
nécessité commencer par la source Bourges. A table, cett[e]
eau avec le vin forme une boisson très agréable, et, à moin[s]
que l'entêtement ou la partialité s'en mêlent, il est diffici[l]
de comprendre qu'on puisse ne pas user de cette eau a[u]
repas, lorsque le fer est indiqué. Les anémiques et le[s]
chlorotiques ont tous la digestion laborieuse; comment n[e]
pas concevoir que, prise en mangeant, l'eau de Capus,
laquelle il manque les alcalins et le gaz, aggrave cet état[,]
et pourquoi mettre de côté une eau qui, par son alcalinité [et]
par son gaz acide carbonique, facilite la digestion et fourn[it]
assez de fer à l'économie pour ne pas interrompre, même [à]
table, la médication ferrugineuse ?

L'établissement de Lamalou-le-Centre est coquet, bie[n]
installé; son organisation est complète : deux piscines[,]
une belle galerie de baignoires; des bains de vapeur, bai[ns]
de siége à eau courante, enfin un système de douches tr[ès]
varié servent à faire de l'hydrothérapie.

Observation de M. le docteur Milhau.

Joséphine Tabarié, âgée de dix-huit ans, d'une constitution lymhatique (non réglée), avait été atteinte, dès l'âge de douze ans, 'un engorgement de l'articulation du genou droit de nature scrouleuse. Il y a un an environ que l'engorgement du genou commença . diminuer, mais en même temps la malade ressentit une douleur ourde à la partie lombaire de l'épine dorsale. Celle-ci alla en .ugmentant peu à peu, et l'engorgement articulaire disparut comlétement à mesure que la maladie faisait des progrès du côté du achis. A l'époque où je vis la malade, elle me parut atteinte d'une nyélite lombaire déjà assez avancée; cette région était, en effet, le iége d'une douleur vive, surtout à la pression, et les deux membres nférieurs, impropres à la marche, étaient à demi paralysés. J'orlonnai les bains de Lamalou-le-Centre, le 1er août. Le 9 août, j'ai evu la malade; elle commence à pouvoir marcher même sans)âton, les forces reparaissent, la région lombaire est bien moins louloureuse et tout fait espérer qu'après une nouvelle série de bains t de douches elle s'y rétablira.

Observation de M. le docteur Picart

(Extrait de la *Gazette de Lyon*).

« Joséphine D..., âgée de dix-huit ans, d'un tempérament lym» phatique, d'une faible constitution, est entrée à l'hôpital de » Lourcines, le 10 août 1861. Examinée à son entrée à l'hôpital, » elle offre des plaques muqueuses confluentes couvrant les deux » plis génitaux-cruraux de la peau qui avoisine l'anus et les deux » grandes lèvres; les ganglions inguinaux sont indurés et indolents, » le col est sain. Les plaques muqueuses sont cautérisées avec » l'azotate d'argent; on prescrit une pilule de proto-iodure de 5 » centig. Sous l'influence de ce traitement que nous ne décri» rons pas jour par jour, on voit les plaques disparaître. La malade » est presque entièrement guérie lorsque, le 26 septembre, on » constate une tuméfaction des amygdales de la luette et de la base » de la langue; elles sont cautérisées. Mais une diarrhée abon» dante et l'état d'affaiblissement nécessitent la prescription sui» vante : fer réduit par l'hydrogène, bismuth, huile de foie de » morue. Le 4 octobre, la malade ne peut plus manger; elle a la » fièvre tous les soirs; la diarrhée et la leucorrhée sont très abon» dantes, bruit de souffle dans les carotides, palpitations: le teint

» est blafard, la maigreur extrême : *on prescrit l'eau de Lamalou*.
» Du 4 au 23 septembre la malade a pris 17 bains d'eau de La-
» malou-le-Centre : l'appétit est revenu, les joues sont moins
» creuses, la mine meilleure ; plus de diarrhée, pas de constipa-
» tion, encore un peu de souffle, mais les palpitations ont cessé
» Depuis le 27 octobre, la malade veut frotter la salle ; elle cour
» dans le jardin ; les religieuses sont frappées de ce changemen
» dans l'aspect, la démarche et la vivacité de cette malade, qu
» est devenue indocile et colère, de douce et languissante. Le 28
» règles abondantes pendant cinq jours ; l'eau de Lamalou es
» suspendue. Tous les accidents sont conjurés ; il ne reste plu
» que des traces de plaques muqueuses ; celles-ci sont cautérisée
» avec l azotate d'argent. La malade sort complètement guérie d
» l'hôpital, le 12 décembre, sans que de nouveaux accidents s
» soient montrés.

Observation de M. le docteur Jamain

Chirurgien des hôpitaux de Paris.

J'ai employé les eaux de Lamalou-le-Centre à l'hôpital de Lou
cine, et j'en ai eu des résultats merveilleux chez les femmes chlor
tiques, affaiblies par la diarrhée ou des maladies antérieure
L'appétit était nul, le malaise allait en s'aggravant ; j'aifait prendr
à ces malades une bouteille de cette eau, par jour. Au bout de que
ques jours l'appétit est revenu et avec lui les forces et le bien-êtr
Une de mes malades qui pouvait à peine manger deux portio
réglementaires demandait, peu de jours après, les cinq portio
réglementaires, ensuite les portions de supplément que l'on accor
dans certains cas particuliers. Il n'est pas besoin d'ajouter que
maladie, qui avait résisté à une foule de médicaments, à cédé trè
rapidement par l'emploi de ces eaux minérales.

Observation de M. le docteur Lacroix.

J'ai publié, l'année dernière, une observation rema
quable de *vomissements incoercibles* sur une femm
enceinte guérie par l'usage des eaux de Lamalou-l
Centre. Ce succès m'a engagé à faire usage du mêm
moyen dans une névrose différente de forme, et un nouve
succès est venu couronner mes expériences.

Autre observation.

M. C.., capitaine douanier, après avoir longtemps combattu par es moyens thérapeutiques appropriés, mais en vain, une diarrhée xcessivement intense, se voyait réduit à un état de marasme tel, ue sa famille craignait pour ses jours; il présentait tous les symp-ômes d'une lésion organique des intestins; il avait dû cesser com-lètement son service au mois de juillet (1864). Sur mes indications I. C.., alla passer un mois à Lamalou-le-Centre, une amélioration ensible ne tarda point à se manifester. A son retour il avait pris e l'embonpoint et se considérait comme guéri, car il n'allait à la elle qu'une fois par jour et rendait des matières bien moulées.

Note de M. le docteur Sorbet

Ex-médecin consultant à Lamalou.

Les eaux de Lamalou-le-Centre prises en bains ont une ction primitive vraiment remarquable ; elles doivent au gaz cide carbonique, qu'elles contiennent en abondance, l'amener à la peau du picotement et de la rubéfaction ; mais e double phénomène n'a rien de désagréable. Leur action econdaire, grâce aux principes minérateurs qu'elles ren-erment, fer, cuivre, arsenic, etc., est de tonifier profon-lément l'organisme. Leur température elle-même, 28°, est ncore une cause puissante de leurs propriétés toniques ; ussi sont-elles spécifiques dans les nombreux cas d'appau-rissement du sang et sans aucune fatigue pour l'estomac. Iais leur action la plus remarquable sans contredit 'exerce sur les organes génito-urinaires. Sous l'influence e ces eaux prises en bains et en boissons, les catarrhes de a vessie les plus rebelles sont toujours améliorés et très ouvent guéries. Aussi j'insiste d'une façon particulière sur ette propriété des eaux de Lamalou-le-Centre.

Observations de M. le docteur Perréal père

Médecin en chef de l'Hôpital de Béziers.

M. B., aspirant de la marine à Toulon, fut atteint en mer d'une fièvre intermittente des plus graves. Rentré en France, il fit, d'après mes conseils, usage de l'eau de Lamalou-le-Centre. Le rétablissement ne se fit pas attendre. Depuis lors, dans un nouveau voyage qu'il vient de faire dans l'Inde (emportant une caisse de cette eau minérale avec lui,) tout l'équipage a été atteint de la fièvre intermittente, lui seul a été épargné. Est-ce aux eaux de Lamalou-le-Centre qu'il a dû ce privilége? Cette question pourrait paraître étrange si l'on ne se rappelait que cette eau contient une faible proportion d'arsenic et une notable quantité de fer; il ne serait pas étonnant que l'association de ces deux sels ait eu la plus heureuse influence sur l'organisme·

M. P., de Béziers, âgé de trente-six ans, tempérament sec et nerveux, fut atteint au commencement de l'année 1861, d'une gastroentérite grave qui le retint plus de deux mois au lit; cette maladie lui laissa une diarrhée qui, pendant près de trois mois, résista à tous les moyens employés en pareil cas. Les eaux de Lamalou-le-Centre prises chez lui firent disparaître tous les accidents: la diarrhée cessa; l'appétit, qui était nul depuis longtemps, revint graduellement. et bientôt le rétablissement des forces indiqua le retour à la santé.

Note de M. le docteur Cosson

Ancien président de la Société botanique de France.

Deux saisons de bains que j'ai faites à Lamalou, où je suis venu de Paris pour chercher un soulagement à une affection rhumatismale grave, m'ont mis à même de constater l'heureuse influence exercée par les eaux minérales et thermales de cette belle vallée sur les nombreux malades et sur moi-même, et je considère comme un devoir de reconnaissance de contribuer pour une faible part à appeler l'attention de mes confrères sur cette importante station thermale.

Les eaux de Lamalou, à raison de leur température, ainsi que de leur composition qui les fait participer à la fois aux propriétés des eaux gazeuses, alcalines, ferrugineuses (elles renferment, en effet, de l'acide carbonique libre et associé avec le fer et à la soude, de l'arséniate de soude, etc.), sont prescrites utilement dans la plupart des affections pour lesquelles un traitement thermal est indiqué ainsi. Les névralgies, les rhumatismes, même dans ses formes les plus rebelles, la goutte, les affections organiques des viscères, etc., sont soulagés et souvent guéris par ces eaux prises en bains et en boisson. Mais c'est surtout pour l'anémie, la chlorose, la diathèse lymphatique ou scroufule, si communes surtout dans les grandes villes, et spécialement chez les jeunes filles, que Lamalou offre des ressources thérapeutiques les plus précieuses. L'établissement de Lamalou–le-Centre en particulier, par ses eaux ferrugineuses, si riches en acide carbonique libre, obtient de nombreuses guérisons dans ces dernières affections.

Observation de M. le docteur Cros.

Mme X...., modiste en robes, âgée de vingt-trois ans, tempérament nerveux,, a été atteinte, il y a deux ans, d'une fièvre intermittente rebelle qui a longtemps résisté aux antispasmodiques et aux traitements employés en pareille circonstance. La fièvre n'a cédé que pour se transformer, à la fin de la deuxième année, en crises nerveuses périodiques, revenant tous les soirs à l'heure du coucher. Ces crises débutent par des douleurs cranio-occipitales très-vives, irradiant dans le bras gauche, qui, vers le milieu de la crise, retombe inerte et demi paralysé.

Sommeil perdu, appétit diminué, digestions laborieuses, état chloro-anémique très-prononcé. Le caractère s'aigrit; les causes les plus légères amènent dans la journée des crises nerveuses à forme

hystérique qui fatiguent la malade; les menstrues reviennent régi
lièrement, mais durent peu, avec sang pâle et appauvri.

C'est dans cet état que MmeX... nous est envoyée. Elle prer
vingt bains à *Lamalou-le-Centre*; très courts d'abord, augmenta
progressivement de durée: *Eau de Capus* à petites doses avant
repas. *Eau de la source Bourges* au repas. Dès les premiers bain
les crises quotidiennes diminuent d'intensité, les douleurs
calment. le sommeil revient, et devant une amélioration aus
rapide, la malade se plaît à espérer une prochaine guérison. Apr
huit bains, retour des menstrues dans de meilleures condition
Après un repos de trois jours, le traitement est continué, et, la se
son finie, la malade nous quitte dans un état très satisfaisant. L
crises périodiques ont disparu , le sommeil est bon, l'appé
retrouvé et les fonctions digestives s'accomplissent normalement.

Mme X... nous a fait savoir qu'elle avait repris son travail et
vie régulière sans que la guérison se fût démentie.

Observation de M. le docteur Andrieux, de Paris.

Les eaux de Lamalou-le-Centre sont celles qui convienne
le mieux dans les cas de débilité et d'éréthisme nerveux
ce sont celles qui excitent le plus le picotement et la rub
faction de la peau , les seules assez tempérées paur tonifi
l'organisme , les seules enfin qui constituent une boisson
table agréable ; elles ne décomposent pas le vin et
transportent sans s'altérer. J'ai pu m'assurer sur moi-mêr
et sur d'autres malades de leur efficacité dans le cas
sciatique rebelle. Le gaz acide carbonique contenu en exc
dans cette eau leur communique des propriétés remarquable
le baigneur éprouve sur toute la surface de la peau ,
principalement sur les parties correspondantes aux régio
malades, une sensation de picotement et de chaleur qui
laisse pas que d'être agréable. Ce sentiment de chale
s'accompagne d'une rubéfaction assez vive qui se manifes
presque aussitôt après l'immersion et persiste pendant tou

la durée du bain, mais en stimulant la peau, à la manière des agents physiques. Cette eau produit un effet sédatif et tonique à la fois, et elle porte son action sur le système nerveux.

Les bains et les douches réussissent très-bien dans les diverses formes de *paraplégie* chez l'homme et chez la femme, et particulièrement dans la *myélite chronique* et dans le *ramollissement non inflammatoire*. L'*hystérie*, la *chloroanémie* et les *autres affections propres à la femme*, sont presque toujours guéries ou sensiblement amendées. Prise en bains et en boisson, cette eau convient très-bien dans les *maladies de reins et de la vessie*, dans les *dyspepsies*, *gastralgies* et dans toutes les *affections chroniques du tube intestinal*; elle est très-agréable à boire et éminemment réparatrice

En faisant connaître cette Source, je n'ai que le seul désir, bien légitime, d'étendre les ressources de la thérapeutique, et j'espère que ces eaux prendront place parmi nos sources les plus utiles.

Bedarieux, le.... 1857.

M. Bourges... Je m'empresse de répondre à la question que vous m'adressez relativement aux effets des bains de Lamalou-le-Centre que vous voulez acquérir.—J'ai ordonné dans beaucoup de cas d'affections rhumatismales ces bains, et je puis vous déclarer ici, que mes malades n'ont eu qu'à se louer de leurs bons effets.

Dr PASTRE, à Bedarieux.

Je soussigné déclare avoir envoyé bon nombre de malades atteints d'affections cutanées de toutes natures aux bains de Lamalou-le-Centre avant même qu'il y existât un établissement, puisque les baigneurs étaient obligés de se plonger dans un trou fait par la nature. Les résultats heureux que j'en ai obtenus, m'engagent à leur donner la préférence à ceux d'Avène, car je n'ai jamais eu à constater des effets répercussifs.

Signé, LAGARDE DE BERRE, Dr m.

Je soussigné, docteur en médecine, certifie avoir bien souvent adressé des malades atteints d'affections herpétiques très prononcées, soit dartres crustacés soit farineuses à Lamalou-le-Centre, et les malades dont plusieurs avaient pris d'autres bains sans soulagement y ont été guéris et n'ont éprouvé aucune récidive.

Dᵣ SAïSSET.

Le 24 avril 1864. M. le dᵣ Belloc, d'Agen, l'inventeur du charbon
Belloc, nous écrivait :

M... mon estomac s'étant dérangé depuis quelques jours par suite d'un trop grand travail, je viens avoir recours à vos excellentes eaux de la *Source Bourges*, desquelles je me suis déjà si bien trouvé, veuillez je vous pris m'en expédier de suite une caisse de 50 bouteilles, je veux en boire tout l'été.

Le 31 mai 1863. M. le dᵣ Clerton de Dijon nous écrit :

M. les bons effets obtenus par l'usage de vos eaux contre les affections chroniques des intestins m'engagent à les employer contre une dyspepsie chronique compliquée d'alternative de constipation et de diarrhée et contre les accidents apparents d'une chlorose, veuillez m'en expédier une caisse de 50 litres. Les affections auxquelles s'adressent vos eaux étant connues, je vous ferais de nouvelles demandes. Dᵣ CLERTON.

M. vous pouvez faire figurer mon nom dans votre notice, et dire qu'il y a déjà plusieurs années que j'emploie vos eaux dans ma clientèle, et qu'elles m'ont toujours donné de bons résultats dans les affections bilieuses, la débilité des organes digestifs, l'aménorrhée, les convalescences, les fièvres de long cours, dans les affections des voies urinaires, les maladies syphilitiques, et dans tous les cas où l'on veut stimuler et activer les fonctions affaiblies du canal alimentaire.

Sérap. COULOUP, méd. à Marseille.

M. Bourges.... Je fais usage de l'eau que vous m'avez envoyée, et je m'en trouve fort bien, je vous dirais que, pour mon compte personnel, de toutes les eaux bicarbonatées ferro-arsénicales que j'ai essayées, ce sont celles que je préfère soit pour le goût, soit pour la digestibilité.

Dᵣ BUSQUEL, à Métrun.

M. vos eaux de Lamalou-le-Centre sont, de toutes les boissons dont j'ai fait usage jusqu'à ce jour celles qui ont produit les effets les plus salutaires sur la gastralgie dont je suis atteint depuis 15 ans, veuillez m'en expédier une autre caisse, je veux en boire tout l'été.

S. FENOUIL, agent-voyer en chef.

Je suis bien aise de vous annoncer que vos eaux, essayées sur une personne d'un tempérament lymphatique, atteinte d'une gastralgie et de fièvre intermittente ont produit un effet presque instantané ; il y avait manque de sommeil et de digestion, le tout a été récupéré après quelques bouteilles prises au repas.

Veuillez m'expédier une nouvelle caisse pour ne pas interrompre le traitement.

J.-B. curé de Montmélian.

M. je suis souffrant depuis quelque temps, surtout depuis que je ne bois plus de vos bonnes eaux, ma provision est épuisée, veuillez m'en envoyer une nouvelle caisse de 50 bouteilles, à Paris.

Le Comte de Lépine.

M. je me suis si bien trouvé de la boisson de vos eaux que je les ai conseillées à un de mes amis, qui veut en faire usage aussi. Veuillez en remettre une caisse de 40 bouteilles au porteur de la présente.

Vinas, ancien juge de paix, à Florensac.

Marseille, le 25 octobre 1869.

M. La présente a pour objet de vous remettre 25 fr. en un mandat poste pour le dernier envoi de 50 bouteilles d'eau de votre source, dont je fais journellement usage et que je préfère à toutes celles que j'ai bues jusqu'à ce jour.

B. Rampal.

Montpellier, 6 mai 1879.

M. Je vous serais obligée de vouloir m'expédier une caisse de 25 bouteilles de votre eau qui produit toujours de si bons effets sur mon estomac.

Maria Dolms.

Paris, le 25 janvier 1866.

M. les eaux de la source Bourges me conviennent si bien que je viens vous en demander une caisse de 30 à 40 bouteilles que je vous prie de m'expédier au plus tôt, les bons effets de mon séjour à Lamalou-le-Centre subsistent encore chez moi ; mes vives douleurs d'estomac ne sont plus revenues, malgré une forte cholérine que j'ai subie à mon arrivée à Paris.

Adèle Guibout.

M. J'ai reçu depuis quelques jours la caisse d'eau que vous m'avez envoyée, j'ai commencé d'en faire boire à ma malade, qui s'en trouve très bien et la boit avec plaisir, veuillez m'en expédier une autre caisse afin de ne pas interrompre le traitement.

Docteur Emond, de Paris.

M. depuis longtemps je souffrais de l'estomac , et j'avais de la peine à faire mes digestions , lorsque j'appris que vos eaux étaient très bonnes dans ces sortes de maladies, j'écrivis à votre entrepôt de Marseille qui m'en envoya quelques bouteilles; après les avoir bues je trouvais mes digestions plus faciles et les douleurs d'estomac moins fortes, je fis une nouvelle demande, et depuis lors les digestions se font très bien et les douleurs d'estomac ont disparu.

Henry-Giraud , quincaillier à Brignolles.

Je soussigné Etienne Fabre, sous-officier au 34e régiment de ligne, déclare avoir été guéri d'un cas d'albuminurie très grave par l'emploi des eaux de Lamalou-le-Centre que m'avait ordonnées MM. les docteurs Pastre et Sabatié de Bedarieux, après avoir épuisé tous les moyens médicaux restés sans résultat.

E. Fabre.

Le 5 décembre 1878 M. le dr Ruelle de Marseille nous écrit. — M. je viens vous prier de m'expédier pour ma consommation personnelle une caisse de 25 bouteilles de votre précieuse eau de Lamalou-le-Cendre que je prescris depuis longtemps dans ma pratique , vous trouverez ci-inclus nn mandat-poste de 8 fr. pour le paiement de cet envoi.

Dr Ruelle.

M. Je suis heureuse de pouvoir vous donner de meilleurs nouvelles de mon fils ; après quelques jours de vive souffrance, il reprend ses forces et ses habitudes , et tout nous fait espérer qu'il va revenir sous peu à la santé. Je tiens à constater que c'est grâce aux effets énergiques que vos eaux ont produits, veuillez m'en expédier une nouvelle caisse.

X...

M. de C... près Narbonne. — Comtesse de C...

M. le docteur Tessier de Paris ayant ordonné vos eaux à ma fille qui s'en trouve très bien, je viens vous prier de m'en expédier une caisse de 50 bouteilles en gare à Agen, où je la ferai retirer.

Marquis de J. F.

M. Les effets merveilleux qu'ont produits vos eaux sur diverses personnes de notre localité m'engagent à vous en demander une caisse de 40 bouteilles pour combattre une gastralgie dont je suis atteint depuis plusieurs années. En attendant, recevez etc...

Arnal , Md de nouveauté à Montauban.

ÉTABLISSEMENT THERMAL

ET D'HYDROTHÉRAPIE

DE LAMALOU-LE-CENTRE

SITUÉ AU CENTRE DU VALLON HYDRO-MINÉRAL

En face le bureau de Poste et le Télégraphe

LE SEUL ÉTABLISSEMENT DE LA VALLÉE

OU L'ON PREND LES BAINS EN BAIGNOIRES

CINQ SOURCES, DONT TROIS TRANSPORTABLES

Débitant plus de 300 litres d'eau par minute.

SYSTÈME DE DOUCHES DES PLUS COMPLETS.

UN HOTEL CONFORTABLE FAIT PARTIE DE L'ÉTABLISSEMENT.

Le prix de séjour varie entre 8 et 12 fr. par jour, tout compris.

NOUVELLE SOURCE

DITE

OREZZA DE LAMALOU

La nouvelle Source, que le public a tout d'abord surnommée **Orezza de Lamalou**, est la plus abondante de toutes ; elle a été découverte à peu de distance de celle de Capus; elle a la même origine et le double avantage de réunir beaucoup de gaz acide carbonique à une immense quantité de fer, ce qui la rend beaucoup plus légère et permet son transport. Bien supérieure à celle ' zza elle ne dépose pas, ce dont tout le monde peut s'ass de plu , elle se vend bien meilleur marché : **50 cent. la outeille**, emballage compris, port à la charge du destinatai

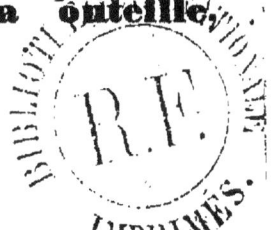

(

www.ingramcontent.com/pod-product-compliance
Lightning Source LLC
Chambersburg PA
CBHW070745210326
41520CB00016B/4575